DE

L'OPOTHÉRAPIE STOMACALE

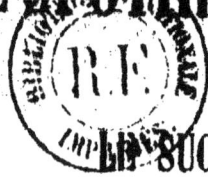

PAR

LE SUC GASTRIQUE NATUREL

PAR

IBRAHIM EDHEM

DOCTEUR EN MÉDECINE

MONTPELLIER

IMPRIMERIE Gustave FIRMIN, MONTANE et SICARDI

Rue Ferdinand-Fabre et Quai du Verdanson

1905

DE

L'OPOTHÉRAPIE STOMACALE

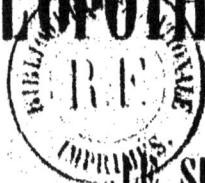

PAR

LE SUC GASTRIQUE NATUREL

PAR

IBRAHIM EDHEM

DOCTEUR EN MÉDECINE

MONTPELLIER

IMPRIMERIE GUSTAVE FIRMIN, MONTANE ET SICARDI

Rue Ferdinand-Fabre et Quai du Verdanson

1903

A LA MÉMOIRE DE MON PÈRE

A MA MÈRE

A MES PARENTS

I. EDHEM.

A MA FEMME

A MON SAADY

I. EDHEM.

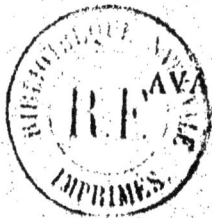

AVANT-PROPOS

Arrivé à la fin de nos études médicales, nous nous faisons un devoir et un plaisir d'adresser nos remerciements à tous ceux qui ont encouragé nos efforts pendant la durée de notre scolarité.

Nous présentons notre plus profonde gratitude à Sa Majesté Impériale le Sultan et à son Gouvernement, dont la générosité nous a conduit à la fin de nos études. Aussi, nous nous efforcerons de rendre à notre pays les services qu'il est en droit d'attendre de nous.

Nous ne pouvons quitter ce beau pays de France sans remercier nos Professeurs de la constante sollicitude dont nous avons été l'objet de leur part.

Que M. le professeur Tédenat reçoive l'expression de notre meilleure gratitude pour les encouragements qu'il n'a cessé de nous prodiguer aux moments les plus critiques de la vie.

Nous sommes particulièrement reconnaissant à notre maître, M. le professeur Carrieu, de ses savants conseils et de l'honneur qu'il nous a fait en acceptant la présidence de notre thèse.

Nous ne pouvons oublier M. le professeur adjoint Rauzier, dont l'amabilité, les soins éclairés ainsi que le bon sens clinique qu'il a su nous inculquer resteront toujours gravés dans notre mémoire.

La bienveillance toute paternelle de M. le professeur Granel nous a profondément touché ; nous lui gardons, dans notre affection, une place digne de son extrême bonté.

Nous remercions tout particulièrement M. le docteur Vigouroux pour sa bienveillante sympathie et pour les services considérables qu'il nous a toujours prodigués.

Nous ne pouvons oublier M. le professeur agrégé Ardin-Delteil qui nous a guidé dans notre thèse : qu'il nous soit permis de lui présenter nos remerciements.

DE
L'OPOTHÉRAPIE STOMACALE

LE SUC GASTRIQUE NATUREL

HISTORIQUE

L'opothérapie est l'art de constituer un chapitre nouveau de l'art de guérir. Les anciens le pratiquaient de façon courante et l'appliquaient à tous les organes en général.

Ne savons-nous pas que le cerveau, le poumon, le foie, les testicules de divers animaux étaient utilisés dans ce sens ? Et même les anciens traités ne parlent-ils pas de la façon de recueillir la poudre d'ongles, qui devait régénérer les ongles tombés en dystrophie (1).

Le sang en nature était en honneur dans les maladies anémiantes.

L'opothérapie fut cependant oubliée pendant le moyen-âge ; ce n'est guère qu'aux XVI° et XVII° siècles que les

---

(1) Arnozan. — Précis thérapeutique, t. I, p. 263.

connaissances des anciens se retrouvèrent parmi les
vestiges des richesses de la bibliothèque d'Alexandrie
brûlée deux siècles avant Omar, et non, pendant son
règne comme on l'avait prétendu.

Mais cette renaissance de l'opothérapie ne devait
pas durer, elle devait décliner à nouveau au début du
XVIII᷃ siècle. Les thérapeutes enivrés par les progrès
immenses de la chimie, envahie par les plantes indigènes
et autant exotiques, délaissèrent la médication organique, au point que Brown-Séquard croyait, en 1889,
entretenir la Société de Biologie d'une découverte
retentissante. Son expérience était d'autant plus con-
cluante qu'elle était pratiquée sur lui-même. Assailli par
l'âge et les infirmités incurables, le professeur du collège
de France voyait avec regret la disparition progressive
de sa puissance génitale. Il imagina l'opothérapie testiculaire. Il triturait dans la glycérine des testicules de
cobaye et s'injectait le liquide filtré sous la peau, il
remarqua une augmentation sensible de sa virilité. Cette
communication fit l'objet de railleries nombreuses de la
part des savants qui l'écoutaient, ce qui obligea Brown-
Séquard de revenir sur ses allégations.

Depuis les expériences analogues se multiplièrent.

A l'opothérapie testiculaire succédèrent celles des
autres organes ; c'est ainsi que Babès de Buckarest, et
après lui Constantin Paul, employèrent l'opothérapie
nerveuse, que MM. Gilbert et Carnot expérimentèrent
l'extrait hépatique, que les expériences célèbres de
Monsieur le professeur Hédon, de Minkewski, Mehring
ont démontré peremptoirement les propriétés de la
glande pancréatique.

Brown-Séquard nous a, d'autre part, appris que la
greffe de capsules surrénales sur des animaux préalable-

ment décapsulés retardait beaucoup la mort de ces der-
niers. La médication rénale opothérapique a été étudiée
par Dieulafoy, Teissier et Fraenkel, Caubet, de Cérenville,
Asieli et Schyeratch. Le suc pulmonaire n'a point été
négligé ; c'est en 1893 que MM. Demons et Binaud,
l'expérimentèrent avec grand succès.

L'extrait de thymus a été employé dans le goitre
exophtalmique et le myxœdème. L'extrait de moëlle
osseuse, de rate, même du corps pituitaire, ont été tour
à tour expérimentés avec quelques succès.

A l'encontre de la théorie infectieuse du cancer, l'opothérapie s'adresse aujourd'hui au tissu cutané, pour
l'obtention d'un extrait réputé dans le traitement de
l'épithélioma.

La muqueuse intestinale a été l'objet de recherches
intéressantes de la part de Doube et de Pawloff de
Saint-Pétersbourg, qui a pu extraire du jejunum et du
dicadénum, un principe spécial de l'enterokinose et
l'employa dans certains cas de dyspepsie intestinale.

Devant l'insuffisance des ferments artificiels digestifs,
Erémont de Vichy imagina l'opothérapie naturelle ;
il s'adressa au chien, à l'estomac duquel il pratiqua une
fistule après avoir oblitéré préalablement les deux orifices duodénal et œsophagien. Il donna au liquide aqueux
extrait, le nom de gastérine.

A peu près à la même époque, Dorfler a donné cette
même appellation au phosphate de bismuth soluble.
Cette homonymie, s'adressant à deux principes ne présentant aucune ressemblance, prête à confusion.

C'est le 28 février 1903, que le docteur Maurice Hepp,
présenta à la Société de Biologie de Paris, son suc gastrique naturel extrait de l'estomac du porc. En décembre
de la même année, Monsieur le professeur Van Noorden,

de Francfort-sur-Mein, publiait dans « Therapie des gegemeurt » des observations très concluantes ayant trait au suc gastrique naturel du porc.

Dans le numéro du 26 décembre 1903, du *Journal des Praticiens*, M. Méry, médecin de l'hôpital des enfants malades, écrivait un article très documenté sur le diagnostic des cachexies infantiles au moyen de suc gastrique du porc.

Le docteur Hepp exposait dans la *Gazette des Hôpitaux* du 20 juillet 1905, le traitement de « la diarrhée infantile et de la gastro-entérite chronique des nourrissons par le suc gastrique du porc. »

Enfin les propriétés physio-thérapeutiques de ce même extrait, ont été étudiées par les mêmes auteurs dans le numéro du 26 octobre 1905 de la *Gazette des Hôpitaux*.

MODE D'EXTRACTION
DU SUC GASTRIQUE DU PORC VIVANT

Voici la façon d'opérer de Frémont (de Vichy) pour obtenir le suc gastrique naturel du chien. Après une large incision de la paroi abdominale, il abouche l'extrémité stomacale de l'œsophage au duodénum. Il isole ainsi l'estomac dont il obture les deux orifices et suture la paroi à la peau. Il pratique alors une ouverture dans laquelle il introduit une canule par où s'échappe le suc gastrique, la *gastérine*. Les caractères particuliers de ce produit sont les suivants « C'est (1), dit-il, un liquide aqueux, limpide, acide et d'une composition très complexe. Il renferme de l'acide chlorhydrique sous deux formes libre et combiné. L'acide chlorhydrique libre n'est pas absolument décelable par tous les réactifs ; l'acide chlorhydrique combiné est lui-même dans un état mal défini. La pepsine et le lab-ferment s'y trouvent sous une forme absolument inconnue. Personne n'a jamais vu de pepsine pure, personne n'a jamais fourni de lab aux malades. On comprend dès lors qu'il est impossible de faire du suc gastrique dans un laboratoire. Ce qu'on décore de ce nom ne renferme pas d'acide chlorhydrique combiné, ne renfer-

---

(1) Arnozan, *Précis de thérapeutique*, T. II, p. 64

me pas de lab, ne renferme pas les très nombreuses substances : potassium, sodium, phosphore, fer combiné à la
matière organique etc., qui sont dans le suc gastrique
animal. »

Le procédé de Frémont ne nous paraît point être l'idéal ;
le rendement de suc gastrique d'un estomac isolé, ne
recevant aucune nourriture, ne peut être qu'infime et
doit forcément se tarir au bout d'un temps relativement
court.

M. Hepp opérait primitivement sur le chien ; le mode
opératoire qu'il employait, différait peu de celui de
Frémont : « Je commençai, dit-il, par cloisonner l'estomac
de l'animal au moyen d'une incision de sa face antérieure,
respectant les courbures et la face postérieure, incision
au travers de laquelle je sectionnais circulairement la
muqueuse seule pour en adosser respectivement l'une à
l'autre les tranches supérieures ou inférieures, de façon à
obtenir deux estomacs, l'un supérieur en continuité avec
le trajet digestif, l'autre inférieur que je fistulisais à la
paroi abdominale sans léser aucunement les vaisseaux
et les nerfs de l'organe.

C'est en 1900 que M. Hepp, lassé par les essais infruc-
tueux obtenus sur le chien, imagina de s'adresser au
porc. — Les avantages qu'offre cet animal sur le chien
sont considérables. — Tout d'abord sa capacité stomacale est de beaucoup supérieure à celle du chien ; sa
nourriture, essentiellement omnivore, le rapproche de
l'homme, son odeur, point répugnante nous est au con-
traire familière. Pour toutes ces raisons l'animal parut
être à M. Hepp l'animal de choix.

La description de la méthode opératoire que nous donne
M. Hepp est des plus claires. Aussi nous croyons bien
faire de la rappeler telle quelle. « Je commençai, dit-il,

par pratiquer sur lui l'opération que j'avais tentée sur le chien ; mais les deux poches gastriques, séparées par une simple cloison bimuqueuse, communiquaient au bout d'une dizaine de jours par effondrement de cette cloison. Je n'obtins pas de meilleurs résultats des opérations de Pawloff ; son œsophagectomie avec fistulisation gastrique et production de suc d'appétit par le repas fictif donne chez le porc un résultat presque négatif ; son cloisonnement stomacal, aboutissant à la création d'un cul-de-sac isolé adhérent par la grande courbure qui lui amène ses vaisseaux et ses nerfs, est réalisable bien que difficilement, sur le porc dont l'estomac est souvent plein, mais sa réalisation ne donne pas du suc gastrique en quantité suffisante, pour un usage pour ainsi dire industriel. L'opération de Frémont a d'autres inconvénients. Il n'est pas possible de la réaliser sur le porc comme sur le chien, car le cholédoque chez le porc débouche immédiatement en aval du pylore dans la première partie du duodénum ; il faut donc, pour isoler entièrement l'estomac, sectionner celui-ci en amont du pylore en brisant le pylore adhérent à l'intestin.

Outre les difficultés matérielles que présente une telle opération, elle offre de grands inconvénients ; l'animal en souffre beaucoup dans sa croissance et sa vitalité, et de plus, la poche gastrique entièrement close du porc dont l'estomac sécrète d'une façon pour ainsi dire continue, devient le siège de fermentations et d'une production considérable de sarcines qui altèrent le suc gastrique.

Pour tourner toutes ces difficultés et éviter ces divers inconvénients, j'exclus simplement l'estomac du trajet digestif par une implantation de l'œsophage sur le duodénum ; je laisse le pylore ouvert, et de cette façon, je permets d'une part de profiter d'une partie de son suc gastrique et d'autre part, j'évite la rétention dans l'estomac de suc gastrique stagnant, je ne recueille que celui qui est sécrété par l'animal au moment même où il mange.

A cet effet, 10 minutes environ après le repas, l'animal est sondé par sa fistule gastrique, qu'un artifice opératoire me permet de rendre continue sans le secours d'aucun appareil. C'est le moment où la poche gastrique est pleine au maximum.

L'expérience m'a montré que la sécrétion du suc, dans ces conditions, commence dix minutes après le repas, augmente jusqu'à la quarantième minute, et qu'une heure après le repas, le contenu stomacal commence à se déverser dans l'intestin. Au bout d'une heure et quart le sondage de l'estomac ne donne plus qu'une quantité insignifiante de suc gastrique.

Le procédé que j'emploie est donc une sorte de procédé mixte de Frémont-Pawloff, il diffère de celui de Frémont en ce sens que, laissant le pylore ouvert, je respecte en quelque sorte la statique normale de l'estomac, qui peut évacuer son contenu dans l'intestin; il s'inspire de celui de Pawloff en ce sens que je sectionne l'œsophage dans l'abdomen, au lieu de le sectionner au cou et que le réflexe d'où résulte la production du suc d'appétit, est stimulé par le passage du bol alimentaire dans toute la longueur de l'œsophage, au lieu de l'être seulement par le passage du bol au niveau de la bouche et du pharynx.

En un mot, j'obtiens dans un estomac simplement exclu du trajet digestif une production de suc d'appétit, en permettant à l'animal de continuer à se nourrir par ses propres moyens et en lui réservant une partie de suc propre aux sécrétions digestives. »

Tel est le procédé de Hepp; le liquide recueilli, louche et chargé de microbes, subit d'abord une filtration à

travers la bougie Chamberland. Ce suc gastrique se
présente sous l'aspect d'un liquide parfaitement limpide,
pouvant prendre sous l'effet de la lumière une teinte légèrement foncée. On peut éviter cette coloration en y ajou-
tant avant la filtration, une trace d'acide chlorhydrique.

Les caractères de ce suc sont les suivants : c'est un
liquide fort peu acide, contenant à peine quelques traces
d'acide chlorhydrique libre, peu de pepsine, et une certaine
quantité de lab-ferment. La faible teneur en pepsine, en
acide chlorhydrique et en lab-ferment de ce suc, n'influence point son action thérapeutique, qui demeure puissante.

Il faut ajouter qu'une seule erreur dans la filtration est
l'occasion de l'apparition dans ce suc d'une levure particu-
lière, qui influence d'ailleurs favorablement les fonctions
gastro-intestinales.

MODE D'ACTION DU SUC GASTRIQUE
DU PORC

De quelle façon agit le suc gastrique animal dans le tube digestif de l'homme ? La question est très discutée et bien délicate. Trois théories se disputent la priorité.

1° La première consiste à faire jouer au *réflexe* un rôle prédominant. En effet, le travail de la digestion, commencé dans l'estomac, se poursuit dans l'intestin grêle. Là, se déverse la sécrétion pancréatique, sécrétion puissante rendant les aliments assimilables. Le suc gastrique naturel, n'agirait-il pas au niveau de la muqueuse intestinale, par voie réflexe, pour augmenter les sécrétions glandulaires en général, et principalement la pancréatique ? Nous savons que les acides excitent les sécrétions du foie, du pancréas, et celle des glandes de l'intestin. Pourquoi le suc gastrique, par sa légère acidité, ne provoquerait-il pas l'action excito-sécrétoire de toutes ces glandes ?

2° *La propriété humorale* du suc gastrique a été évoquée : par son action favorable sur la muqueuse gastro-intestinale, par la restitution à l'organisme des éléments constituants des sécrétions naturelles, par son contact direct avec les aliments, le suc gastrique du porc, semble-t-il, pourrait aider à l'insuffisance des glandes présidant au travail de la digestion.

3° Une part de vérité, comme nous le croyons, existe dans chacune des théories précédentes. En ce qui concerne la sécrétion des glandes (glandes intestinales, pancréas), l'action du suc gastrique est certaine. Cependant la présence de l'extrait de l'estomac du porc, son contact avec les aliments doit certainement agir dans le travail digestif. Comme le pense mon ami Fleig (1), « l'action humorale paraît exister, mais elle doit n'intervenir que pour une part assez faible ; lors de la découverte de la sécrétine par Baylin et Starling, j'eus l'idée de rechercher l'action de cette substance sur les diverses glandes et en particulier sur l'intestin, mais n'ayant obtenu que des résultats peu constants et jamais d'effets aussi intenses que ceux qui s'observent pour la sécrétion pancréatique, je jugeai imprudent de formuler une conclusion ferme. Je suis revenu depuis sur ces expériences et il m'a semblé que l'action de la sécrétion pour être peu intense, n'en était pas moins réelle ; dans une expérience j'ai même réussi à provoquer une certaine sécrétion jéjunale en injectant dans les veines d'un chien le sang de retour d'une anse intestinale contenant une solution d'HCl, ce qui prouve l'existence à l'état physiologique de l'action de la sécrétine sur la sécrétion entérique. A cette action humorale s'ajoute une action réflexe due à l'acide lui-même. Le mécanisme réflexe se laisse déjà deviner si l'on remarque qu'une anse intestinale, dont la muqueuse n'a reçu le contact d'une solution acide que pendant quelques minutes sécrète pendant longtemps encore après que toute trace d'acide a été enlevée. Ce fait ne s'expliquerait pas dans l'hypothèse d'une action exclusivement humorale,

(1) Archiv. intern. de Physiol. 1904, p. 337.

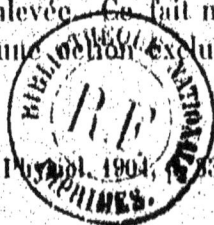

car l'infime quantité de sécrétine formée pendant le court séjour de l'acide dans l'anse eût été certainement trop faible et trop vite détruite dans l'organisme pour pouvoir donner naissance à une sécrétion aussi prolongée. Cette persistance de l'effet, longtemps après la disparition de la cause, est bien plutôt en rapport avec la présence d'une action réflexe. Et de fait une telle action peut être mise en évidence ; l'injection d'acide dans une anse isolée dont on détourne le sang veineux et dont on a lié les lymphatiques, pour empêcher la sécrétine de passer dans la circulation générale, est capable de provoquer la sécrétion dans une anse voisine.

Enfin l'acide semble avoir une action excito-sécrétive directe sur la cellule intestinale : son introduction dans une anse énervée avant que la sécrétion paralytique puisse apparaître, est suivie de la production de quelques gouttes de suc. »

Après avoir cité tout au long le travail si documenté de M. Fleig, il nous reste encore à exposer les idées de M. Frouin de l'Institut Pasteur. Voici ce que nous trouvons dans le *Bulletin de la Société de Biologie* du 2 juin 1905.

« En mesurant comparativement la sécrétion fournie par des animaux à fistules partielles de Heidenhain et par des animaux dont on a séquestré la totalité de l'estomac, on observe sous l'influence du même régime des différences très nettes. La sécrétion est proportionnellement moins abondante chez les animaux dont on a séquestré totalement l'estomac que chez ceux dont on a isolé seulement une partie de l'organe d'après la méthode de Heidenhain — ou d'après la modification que Pawloff a apportée à l'opération. On peut donc se demander laquelle des deux quantités correspond à la sécrétion normale.

» En séquestrant complètement l'estomac, on peut conserver tous les filets nerveux, tandis que dans l'opération de Heidenhain on coupe tous les nerfs, excepté ceux qui accompagnent les vaisseaux ; on pourrait donc admettre que la sécrétion de la partie stomacale isolée par le procédé de Heidenhain représente une sécrétion anormale. Mais comme la quantité et la qualité du suc sécrété ne subissent aucune variation appréciable quand on applique au procédé Heidenhain la modification de Pawloff qui permet de conserver intacte l'innervation de cette portion isolée, on est amené à considérer cette sécrétion comme normale.

» La diminution de la sécrétion de l'estomac séquestré n'est pas due à une stagnation du suc dans l'estomac séquestré, car en laissant couler le suc gastrique au dehors au fur et à mesure de sa production, on observe encore les mêmes différences dans les deux cas.

» Chez les animaux dont on a complètement séquestré l'estomac, le suc gastrique est déversé en totalité au dehors ; chez les animaux opérés par le procédé de Heidenhain, une partie seulement de la sécrétion est perdue pour l'animal : le reste passe dans l'intestin ; là, elle peut être utilisée, résorbée. On doit donc se demander si ce n'est pas à la perte totale et continue du suc gastrique qu'est due la diminution de la sécrétion stomacale chez les animaux à estomac séquestré, et si l'absorption ne provoquerait pas une augmentation de la sécrétion.

» L'injection sous-cutanée de 40 centimètres cubes de suc gastrique préalablement alcalinisé, ou dont on a saturé partiellement l'acidité de façon à la ramener à 0 gr. 1000 p. 100 chez un animal dont la sécrétion moyenne était de 300 centimètres cubes, provoque une diminution immédiate de la sécrétion qui descend à 160 centimètres cubes cette diminution s'accentue encore dans les quarante-huit heures qui suivent l'injection : la sécrétion n'est plus que de 120 centimètres cubes. Le suc sécrété est moins acide, son pouvoir digestif est diminué, il renferme une grande quantité de mucus et de cellules épithéliales plus ou moins modifiées.

» Les jours suivants, la sécrétion revient à son taux normal; elle est même augmentée pendant plusieurs jours.

» L'injection d'une plus grande quantité de suc, 100 centimètres cubes par exemple, partiellement ou totalement chez un animal dont la sécrétion moyenne était de 300 centimètres cubes avec une acidité de 3 gr. 06 par litre, a provoqué la sécrétion de 560 centimètres cubes de suc.

» Une nouvelle injection de la même quantité de suc cinq ou six jours après la première a fait sécréter 600 centimètres cubes de suc fortement coloré et contenant une grande quantité de sang. Cette deuxième injection provoque une hémorragie que l'on ne peut pas arrêter ; et bien que l'animal ait conservé tout son appétit et toute sa gaieté, il succombe en douze-quinze jours à cette hémorragie persistante, qui résulte d'un état congestif de la muqueuse ; à l'autopsie, on constate une ulcération généralisée.

» L'injection d'une même quantité de suc gastrique n'a produit aucun trouble chez un animal auquel on avait enlevé complètement l'estomac.

» On pourrait donc conclure de ces faits qu'il existe dans le suc gastrique des substances qui, par injection sous-cutanée, provoquent une augmentation de la sécrétion gastrique.

» Mais il y avait lieu de se demander si dans les conditions physiologiques ces substances peuvent se résorber au niveau du tube intestinal et exercer leur action excito-sécrétoire.

» Chez un animal à estomac séquestré soumis à un régime fixe de 250 grammes de riz, 600 grammes de viande et 5 grammes de NaCl, dont la sécrétion était en moyenne de 367 centimètres cubes par vingt-quatre heures avec une acidité de 2 gr. 5 par litre en remplaçant le NaCl de l'alimentation par 750 centimètres cubes de suc gastrique qui renferment 5 grammes de chlore total calculé en NaCl, j'ai obtenu 520 centimètres cubes de suc ayant une acidité de 3 gr. 43 par litre, soit une augmentation de 153 centimètres cubes.

» En remplaçant 1 gr. 90 du NaCl de l'alimentation par 200 centimètres cubes de suc gastrique renfermant 1 gr. 90 de chlore total calculé en NaCl, j'ai obtenu en moyenne une augmentation de 65 centimètres cubes par vingt-quatre heures.

» Je puis donc conclure de ces expériences :

» 1° Que l'injection ou l'ingestion de suc gastrique détermine une augmentation de la sécrétion stomacale ;

» 2° Ce n'est pas par une action directe sur la muqueuse stomacale que le suc gastrique provoque une augmentation de la sécrétion ;

» 3° L'action sécrétoire du suc gastrique n'est pas due aux ferments qu'il contient, puisque cette action se manifeste par ingestion et que les ferments du suc gastrique sont détruits dans l'intestin. »

Il est permis, après cela de penser que le suc gastrique du porc agit de deux façons sur nos sécrétions gastro-intestinales. La part de l'acidité, éveillant le réflexe, est incontestable ; mais nous semble-t-il qu'elle n'agit point isolément. La propriété humorale de cet extrait n'en est point étrangère.

En un mot, il est logique d'admettre, que la dyspeptine agit par la double voie du réflexe et de la propriété humorale.

OBSERVATIONS

OBSERVATION PREMIÈRE

(Dr Ludvig Carl Mayer)

Mlle M..., vingt-quatre ans. Depuis deux ans, maux d'estomac intenses et persistants. Douleurs dans la région épigastrique. Pesanteur d'estomac après chaque repas. Vomissements fréquents. Amaigrissement. Evanouissements. Traitement diététique jusqu'ici tout à fait sans résultat. Etat de l'estomac légèrement dilaté ; grande courbure au niveau de l'ombilic. Suc gastrique après le repas d'épreuve :

I. HCl libre, 0 ; acidité totale, 20 ; acide lactique, traces.

II. HCl libre, 0 ; acidité totale, 30.

III. HCl libre, 0 ; acidité totale, 24.

Evacuation stomacale notablement retardée.

En continuant la diète liquide précédemment prescrite, on donna trois fois par jour 15 centimètres cubes de dyspeptine. En quelques jours les douleurs gastriques s'atténuèrent pour disparaître au bout de quinze jours entièrement. A partir de ce moment la malade supportait une alimentation lourde et en trois semaines elle avait augmenté de 10 livres.

Examen des repas d'épreuve au cours du traitement :

16 juillet (huitième jour du traitement de la dyspeptine):
HCl libre, traces ; acidité totale, 30

21 juillet, HCl libre, 10 ; acidité totale, 30.

24 juillet, HCl libre, 10 ; acidité totale, 32.

28 juillet, HCl libre, 14 ; acidité totale, 38.

Nous avons revu régulièrement la malade depuis sa sortie de l'hôpital ; jusqu'à aujourd'hui elle est demeurée guérie, ne souffrant plus.

Observation II

Mlle S..., vingt et un ans. Maux d'estomac depuis six mois. Nausées, Vomissements. Pesanteur dans la région gastrique. Anorexie, Amaigrissement. Maux de tête. Pas de dilatation stomacale.

Examen du repas d'épreuve après quarante minutes :

I. 8 juillet. HCl, traces ; acidité totale, 32.

II. 9 juillet. HCl, 0 ; acidité totale, 24.

III. 10 juillet. HCl, 0 ; acidité totale, 28.

A partir du 10 juillet, administration trois fois par jour de 15 centimètres cubes de dyspeptine. Les vomissements cessent, la douleur stomacale disparaît rapidement. En peu de jours, tous les aliments, même les plus lourds, sont supportés.

Examen des repas d'épreuve au cours du traitement :

I. 15 juillet. HCl libre, 18 ; acidité totale, 40.

II. 22 juillet. HCl libre, 14 ; acidité totale, 34.

III. 27 juillet. HCl libre, 32 ; acidité totale, 62.

IV. 1er août. HCl libre, 22 ; acidité totale, 52.

Augmentation de poids en quatre semaines : 10 livres 1/2.

La malade, revue depuis sa sortie de l'hôpital, reste sans souffrances.

OBSERVATION III

M^he A. H..., trente-quatre ans. Maux d'estomac depuis dix-huit mois. Vomissements fréquents, surtout le matin au réveil. Nausées. Anorexie. Pesanteur et douleurs épigastriques. Estomac fortement dilaté. Grande courbure à deux travers de doigt au-dessous de l'ombilic. Résidus des repas précédents dans l'estomac à jeun.

Examen du repas d'épreuve après quarante minutes :

I. 28 juin. HCl libre, 0 ; acidité totale, 28 ; acide lactique, traces.

II. 4 juillet. HCl libre, 0 ; acidité totale, 10.

III. 5 juillet. HCl, 0 ; acidité totale, 0.

A partir du 5 juillet, administration, trois fois par jour, pendant les repas, de 15 centimètres cubes de dysopeptine. Disparition progressive des douleurs. Les vomissements s'espacent pour cesser au bout de quelques jours ; les autres troubles de la malade diminuent et disparaissent de la même façon.

Finalement, une alimentation variée est facilement supportée.

Examen des repas d'épreuve au cours du traitement :

I. 15 juillet. HCl libre, 10 ; acidité totale, 48.

II. 22 juillet. HCl libre, 16 ; acidité totale, 40.

III. 29 juillet. HCl libre, 16 ; acidité totale, 38.

Le 2 août on cesse l'administration de la dyspeptine et

on laisse la malade au régime ordinaire qu'elle supporte
sans souffrances.

Examen des repas d'épreuve à la fin de cette période :

I. 17 août. HCl libre, 18 ; acidité totale, 36.

II. 18 août. HCl libre, 16 ; acidité totale, 50.

A partir du 19 août on reprend la dyspeptine (trois
fois par jour 15 centimètres cubes).

Examen des repas d'épreuve après ce nouveau traitement :

I. 17 août. HCl libre, 20 ; acidité totale, 50.

La malade, ne souffrant plus du tout, a augmenté de
5 livres ; la dilatation de l'estomac a diminué, mais la
grande courbure atteint encore l'ombilic.

OBSERVATION IV

M⁰ᵉ B..., trente sept ans. Souffre depuis deux ans de
l'estomac. Anorexie complète. Vomissements quotidiens.
Pesanteur d'estomac après chaque repas. Amaigrisse-
ment. Perte absolue des forces, incapacité de travailler.
Dilatation de l'estomac ; grande courbure à l'ombilic.
Résidu gastrique au lavage.

Examen du repas d'épreuve :

HCl, 0 ; acidité totale, 0.

A partir du 18 juillet, administration trois fois par jour
de 15 centimètres cubes de dyspeptine. En quelques jours
disparition des souffrances. Augmentation très rapide du
poids du corps, en huit jours la malade gagne 4 livres ;
elle supporte un régime moyen.

Examen du repas d'épreuve :

I. 23 juillet. HCl libre, 0 ; acidité totale, 18.

II. 27 juillet. HCl libre, 0 ; acidité totale, 16.

Le 3 août on suspend l'usage de la dyspeptine ; aussitôt la souffrance gastrique reparaît. Pesanteur et malaises après chaque repas; les aliments solides ne sont plus supportés.

Le 17 août, on recommence l'usage de la dyspeptine (trois fois par jour 15 centimètres cubes). Disparition immédiate des souffrances gastriques.

Le 19 septembre, tous les aliments sont supportés ; la dilatation de l'estomac a presque disparu : la malade a augmenté de 8 livres.

Examen du repas d'épreuve :

HCl libre, 0 ; acidité totale, 14.

La malade revue depuis sa sortie de l'hôpital se maintient dans un bon état de santé.

Observation V

L. N..., vingt-sept ans. Depuis plusieurs mois, sensations de pesanteur après le repas. Douleurs épigastriques. Nausées. De temps en temps vomissements. Anorexie.

Examen du repas d'épreuve :

HCl libre, 6 ; acidité totale, 22.

Traitement par régime et limonade chlorhydrique ; pas d'amélioration et perte de poids.

Le 6 octobre, on commence la dyspeptine à la dose de 15 centimètres cubes trois fois par jour.

Dès le second jour, les douleurs disparaissent entièrement.

Le troisième jour, on peut déjà donner une nourriture ordinaire et le poids du corps commence à augmenter.

Examen des repas d'épreuve :

I. 10 octobre. HCl libre, 90 ; acidité totale, 46,

II. 19 octobre. HCl libre, 20 ; acidité totale, 42.

III. 23 octobre. HCl libre, 20 ; acidité totale, 42.

Au bout de dix jours de traitement, le malade avait gagné 2 kilos 900 grammes et sortait de l'hôpital tout à fait guéri.

OBSERVATION VI

Du Docteur P. Nicolas

Georgette Ch. âgée de 10 mois, entre le 23 novembre à la crèche Husson, au lit n° 3.

Parents bien portants ; un autre enfant mort à 32 mois de méningite. Née à terme, bien portante, a été élevée à la crèche au lait stérilisé, n'a jamais été malade ; mais l'enfant est très constipée, ne va jamais à la selle sans lavement ou suppositoire. Malade depuis samedi, l'enfant a la fièvre, tousse beaucoup et a vomi son lait à plusieurs reprises hier.

Premières dents à 9 mois. L'enfant entre parce qu'elle tousse et a de la diarrhée, la température est à 40°, poids 5 kg. 700.

24 novembre. — Pas de râles à l'auscultation.

26. — L'enfant tousse beaucoup, légère submatité et résistance au doigt en arrière, à droite dans la fosse sous-épineuse. Pas de râles ni retentissement marqué de la toux.

27 — Retentissement de la toux, à droite quelques râles, la température oscille largement. Bain sinapisé.

1er décembre. — La température baisse. Matité base droite, quelques râles sous-crépitants, selles liquides.

2. — Ce matin température 39°, même auscultation. Vomissements.

4. — Hypersonorité au sommet gauche, la sonorité semble normale sous la fosse sous-épineuse droite, matité à la base du même côté. Râles sous-crépitants, moyens nombreux, retentissement de toux avec souffle, pas d'oppression bien marquée, selles jaunes glaireuses, 5 kg. 350.

5. — La température baisse, les râles diminuent, l'état général est meilleur ; selles mélangées.

7. — La température a remonté dimanche matin, 39°. Ce matin lundi, toujours des râles, de la toux, avec souffle expiratoire à la base droite. Quelques râles sous-crépitants à la base gauche; les selles sont mélangées.

L'enfant perce ses dents (incisives supérieures); la gencive est rouge violacée, tuméfiée,

8. — Selles vertes, mélangées, 5 kg. 150.

10. — Tette mal. Souffle inspiratoire à la base droite. Râles fins dans toute la poitrine. Matité à la base droite. L'enfant ne pèse plus que 5 kg. On lui fait un lavage d'intestin, cataplasme sinapisé. Sérum 20 cent. cubes ; selles grumeleuses.

12. — L'enfant reçoit 20 cent. cubes de sérum matin et soir on lui fait prendre 3 cuillerées à café de Dyspeptine. Bains sinapisés.

13. — L'enfant ne pèse plus que 4 kg. 810, les selles sont redevenues jaunes. La température est encore oscillante, la toux est moins fréquente.

15. — L'enfant paraît se nourrir mieux : elle prend 120 grammes depuis 3 jours, elle prend 3 fois par 24 heures 3 cuillerées à café de dyspeptine. A l'auscultation la matité diminue à la base droite de ce côté, quelques râles sonores à la partie supérieure. A la partie inférieure

légère diminution du murmure vésiculaire. L'enfant reprend du poids: 4 kg. 980.

17. — L'état est meilleur, encore quelques râles à la base droite en arrière, sur la ligne axillaire postérieure, la température se rapproche de la normale et il oscille beaucoup moins, poids 5 kg.

19. L'enfant a beaucoup meilleur aspect : 5 kg. 130.

25. — 5 kg. 188.

29. — 5 kg. 300.

OBSERVATION VII

Paul Y..., 12 mois, entre à l'hôpital le 8 décembre.

Parents bien portants. Il rentre pour un peu de diarrhée et de toux.

L'enfant a été élevé au biberon au lait stérilisé.

9 décembre. — Quelques râles à l'auscultation disséminés dans toute la poitrine. Les selles sont très liquides, jaunes ; la température est normale. Cataplasmes sinapisés. On met l'enfant au bouillon de légumes.

12. — On met l'enfant au lait ; il reçoit encore un cataplasme sinapisé ; 6 k. 950.

14. — Encore des râles. Cataplasmes sinapisés. L'enfant a baissé de poids : 6 k. 870. On donne trois cuillerées de dyspeptine ; les selles sont normales.

16. — L'enfant reprend du poids : 7 k. 200. Cataplasmes sinapisés jusqu'au 21.

22. — Le poids augmente peu à peu : 7 k. 320. Les râles ont à peu près disparu ; l'enfant ne tousse plus.

28. — 7 k. 530.

3 janvier. — L'enfant pèse actuellement 7 k. 920. Il sort de l'hôpital.

Observation VIII

X..., naît le 23 octobre 1903 ; elle pèse 3 k. 500.

11 novembre. — 3 k. 260. L'enfant est nourrie au sein.

21. — 3 k. 615. L'enfant continue à progresser régulièrement.

16 janvier. — Quatre-vingt-sixième jour ; arrive la
nourrice. L'enfant pèse 4 k. 530. L'enfant est prise de
troubles digestifs, vomissements, diarrhée.

22. — On la met à la diète hydrique.

23. — Diète hydrique, poids 4 k. 360. L'enfant repart,
mais à partir de ce jour, l'enfant n'augmente plus beaucoup de poids entre chaque pesée. Du 20 janvier au 15
février, elle n'augmente que de 165 grammes ; on décide
de donner de la dyspeptine à l'enfant.

14 février. — Une demi-cuillerée de dyspeptine.

15. — Deux demi-cuillerées : 4 k. 645.

16. — Trois demi-cuillerées : 4 k. 690.

19. — On continue la dyspeptine encore pendant quelque temps, l'enfant baisse un peu de poids pour repartir :
4 k. 650.

29. — En 10 jours, l'enfant a atteint le poids de 4 k. 910.

4 mars. — L'enfant pèse 4 k. 985. On cesse la dyspeptine ; l'enfant continue à augmenter de poids.

12. — Elle pèse actuellement 5 k. 170.

OBSERVATION IX

Marius B..., âgé de 6 mois, entre à la crèche Husson le 23 novembre, lit n° 3.

Mère bacillaire, père bien portant.

Il a un frère qui est très chétif et un autre qui est soigné dans une autre salle du service pour bronchite.

Celui-ci né à terme, pesant 8 livres, a été élevé au lait de vache à 0 fr. 30 le litre. Il était mal réglé. Il a eu à quatre mois une gastro-entérite sans gravité. Depuis deux jours, l'enfant tousse et vomit tout ce qu'il prend ; il est très agité, ses selles sont fétides sans être liquides ; il pèse 8 k. 370. Très bel enfant, a le ventre gros, on sent nettement un chapelet costal, les deux tibias sont déformés ; il n'a pas encore de dents. On le met à l'eau bouillie.

24 novembre. — Les vomissements ont cessé ; on entend des râles de congestion aux bases. Trois selles fétides.

25. — Deux selles jaunes abondantes : 37°2. Bouillon de légumes, Cataplasmes sinapisés.

26. — Trois selles normales. Lait Backhaus, 37°4, 8 k. 350. Cataplasmes sinapisés.

27. — Trois selles normales : 37°. Lait Backhaus. Cataplasmes poids : 8 k. 270

29. — Trois selles normales : 36°9. Lait stérilisé.

30. — Trois selles normales : 38°8. Bains à 37. Cataplasmes sinapisés, 8 k. 370. Râles de bronchite.

1er décembre. — Trois selles : 39°. Cataplasmes et bains sinapisés

2. — Quatre selles normales. Vomissements : 39°2. Cataplasmes et bains sinapisés. 8 k. 200. Eau bouillie.

3. — Cinq selles jaunes : 38°9. Bouillon de légumes, cataplasmes.

4. — Six selles jaunes liquides : 39° ; 7 k. 850.

5. — Quatre selles jaunes liquides : 38°9. Bouillon de légumes.

6. — Quatre selles jaunes fétides : 37°6. Bouillon de légumes. 7 k. 960.

7. — Trois selles jaunes, lait et bouillon : 37°5 ; toujours des râles à droite.

8. — Trois selles normales. Lait et bouillon : 37°5 ; 7 k. 900.

9. — Quatre selles jaunes très liquides : 37°6. Bouillon de légumes.

10. — Quatre selles jaunes très liquides : 37°2. Bouillon de légumes, l'enfant a beaucoup baissé de poids, il est repris de diarrhée très liquide et fétide, il a vomi son biberon et bouillon de légumes, il a été mis à l'eau et ce matin il a bien pris ses deux biberons de bouillon. On entend alors quelques râles de bronchite dans le poumon gauche ; 7 k. 580.

11. — Trois selles jaunes liquides : 37°2. Lait stérilisé.

12. — Deux selles jaunes très liquides 37°4. Lait Babeurre : 7 k. 370.

13. — Deux selles jaunes très liquides, 37°5. Bouillon de légumes.

14. — Trois selles jaunes liquides fétides : bouillon de légumes. 7 k. 359. Température 39°5, lavage d'intestin.

15. — Deux selles jaunes : 37°. Bouillon de légumes.

16. — Deux selles jaunes. On donne de la dyspeptine à la dose de trois cuillerées à café par jour : 36°8. 7 k. 460. Lait et bouillon.

3

17. — Trois selles jaunes. 37°, reprise du lait Backhaus, dyspeptine.

18. — Trois selles jaunes : 37°2, 7 k. 500.

20. — Trois selles normales : 37°2, 7 k. 630.

22. — Trois selles normales : 37°, 7 k. 700.

L'enfant est à peu près rétabli, il sort de l'hôpital.

OBSERVATION X

(Docteur M. Hepp).

Femme de 35 ans, femme de chambre, vient me consulter le 18 juin 1900, dans l'état le plus grave. Vomissements incessants, intolérance gastrique absolue, amaigrissement extrême et progressif, dilatation gastrique énorme, la grande courbure descend jusqu'à trois travers de doigt au-dessous de l'ombilic.

Je commence le traitement par des injections de sérum, des lavages de l'estomac qui ramènent des débris alimentaires révélant la stase gastrique et des lavements alimentaires pour laisser l'estomac au repos.

Au bout de quelques jours le repas d'épreuve me montrant l'anachlorhydrie absolue, j'ai recours au suc gastrique canin de Frémont. Dès le début, le lait est toléré bientôt sans souffrances ; puis les œufs, les purées de légumes, la viande grillée furent supportés.

En un mois la malade a gagné 1,500 grammes, et peut, en continuant son traitement, entreprendre un voyage en Russie, engraissant malgré ses fatigues.

Je la revois au mois d'octobre 1900, souffrant un peu de nouveau ; je lui donne du suc gastrique de porc que je viens d'obtenir et qu'elle supporte mieux que le suc

canin qui déterminait chez elle quelques brûlures stoma-
cales. Depuis cette époque, je l'ai régulièrement revue,
dans un état de santé aussi bon que possible ; sa dilatation stomacale s'est fortement atténuée sans disparaître
complètement, la grande courbure est à l'ombilic. l'HCl
libre a reparu dans le suc gastrique, la digestion se fait
à peu près normalement. De temps en temps une défail-
lance stomacale se produit, quelques douleurs reparais-
sent ; quelques flacons de suc gastrique suffisent à
tout ramener dans l'ordre au bout d'une dizaine de jours.

OBSERVATION XI

Femme de 38 ans, m'est adressée dans un état extrême-
ment grave, en juillet 1901, avec le diagnostic de cancer
pylorique en vue d'une gastro-entéroanastomose.

Intolérance gastrique absolue, diarrhée incoercible,
vomissements contenant des aliments de la veille et de
l'avant-veille, estomac très dilaté avec résidu au lavage,
amaigrissement extrême et rapidement progressif, teint
jaune, tout semble plaider pour le néoplasme que j'éli-
mine cependant à cause de l'absence de mœlena, d'héma-
témèses, de tumeur sensible, d'ondes antipéristaltiques,
de ganglions.

Traitement. — Lavages d'estomac. — Injections de
sérum. — Repos.

A la suite du lavage, j'introduis par la sonde du lait
mélangé de dyspeptine. Dès le second jour du traitement
la malade supporte le lait sans vomir, ce qu'elle ne fai-
sait plus depuis plusieurs mois. Au bout de 8 jours, deux
litres de lait pris par la bouche sont tolérés. Au bout de

15 jours, après quelques alternatives de mieux et de mal, la malade supporte les œufs peu cuits, les purées de féculents. La diarrhée disparaît, au bout d'un mois la malade a augmenté d'un kilo et peut reprendre sa profession fatigante de femme de ménage, continuant à engraisser d'un kilo par semaine. Au bout de 6 mois de traitement, elle digérait la viande ; au bout de 8 mois, le pain. En un an elle avait regagné 22 kilos ; son apparence était tout à fait brillante et elle cessait l'usage du suc gastrique.

Pendant un an elle s'est maintenue dans un état de santé excellent, souffrant seulement de loin en loin d'une diarrhée qu'un flacon de suc arrêtait.

Depuis 6 mois ses troubles gastriques sont revenus, légers d'abord, puis plus intenses ; elle reprend du suc gastrique depuis une quinzaine de jours régulièrement et marche de nouveau vers le calme absolu, recommençant à engraisser après un amaigrissement momentané.

OBSERVATION XII

(Due à l'obligeance du Dr Gaussel.)

Léonce F... âgé de 28 ans, employé de commerce, après une période de fatigue générale et de malaise vague, doit s'aliter le 1er novembre 1904. Dès les premiers jours le diagnostic de dothiénentérie est posé d'une façon certaine d'après l'ensemble du tableau clinique. L'évolution est d'abord assez régulière ; le malade a quatre à cinq selles tous les jours, la température oscille entre 39° et 39°5 d'une façon assez régulière. Après une période d'amélioration qui peut faire croire à la guérison prochaine, une recrudescence se produit dans les symptômes, la fièvre atteint 40° le soir et des phénomènes nerveux aggravent le tableau clinique. La forme ataxo-adynamique s'installe avec des caractères de sévérité particulièrement marqués; le malade délire, il a de la carphologie, des soubresauts des tendons. A un moment même la raideur de la nuque et des membres fait craindre aux complications cérébrospinales. Il s'agit en somme d'une forme très grave de fièvre typhoïde; cependant la guérison est obtenue après une période de transition pendant laquelle le malade avait de la fièvre par accès; la température était normale le matin et s'élevait le soir à 39°5 ou 40°. Le traitement général a consisté dans l'administration de bains froids à 25°; à la période des accès intermittents on a substitué à cette thérapeutique le sulfate de quinine pris d'abord par la bouche et plus tard en injections intramusculaires.

Le régime liquide a été suivi tout le temps de la maladie, le malade ne prenant que du lait et du bouillon.

La durée totale de la maladie depuis le début jusqu'au moment où l'alimentation solide a été autorisée a été de 2 mois 1/2. Au sortir de cette fièvre typhoïde longue et grave, l'émaciation était extrême et préoccupait l'entourage du jeune convalescent; aussi la reprise de l'alimentation solide n'a-t-elle pas été aussi graduelle et progressive qu'il aurait fallu. Le malade se levait déjà depuis une huitaine de jours et s'alimentait depuis une quinzaine, quand s'est installée une diarrhée sans fièvre. Les selles d'abord molles sont devenues demi-liquides, le malade allait plusieurs fois à la garde-robe et il constatait qu'avec la conservation de l'appétit et malgré l'alimentation son poids diminuait. Il y avait un arrêt marqué dans la reprise des forces et de l'embonpoint.

Le malade est alors purgé et mis au régime du lait, des œufs et de la viande crue, sans que cette modification

dans son alimentation produise aucune amélioration de
sa diarrhée.

On prenait alors successivement et sans plus de succès
l'opium, le bismuth, l'acide lactique ; la diarrhée persiste. Convaincu que nous nous trouvons en présence
d'une diarrhée par insuffisance de la secrétion lactique
nous conseillons au malade de prendre à chacun de ses
petits repas une cuillerée à café de dyspepline.

Nous avons vu le malade quelque temps après et nous
avons appris de lui que l'usage de la dyspepline pendant
une semaine environ avait régularisé les selles et sup-
primé la diarrhée.

La convalescence s'est achevée sans incidents ; ce jeune
homme a beaucoup engraissé, il se porte mieux qu'avant
sa fièvre typhoïde et il a pu reprendre son travail.

OBSERVATION XIII

(Due à l'obligeance de M. le Docteur A. Alicot)

Lucie C., 20 ans, repasseuse.

Entre à l'hôpital le 8 août.

Début il y a environ un an par fatigue générale rendant
tout travail pénible. Amaigrissement dès le début et
légère bouffissure des paupières à la suite d'une infection
sur laquelle la malade ne peut donner de renseignement.

Troubles digestifs, appétit irrégulier, digestions lentes,
renvois nombreux mais pas d'aigreur. Constipation
alternant avec crise de diarrhée.

Règles irrégulières peu abondantes, douloureuses.
Céphalée fréquente ; insomnie.

Crampes dans les jambes, Fourmillement dans les mains.
Sensation de doigt mort.

Ne tousse pas ; n'a jamais craché.

Antécédents personnels. — Scarlatine à l'âge de 8 ans.

État actuel. — Pas de force.

Malade présentant les joues cireuses des chlirotiques.

Légère œdème malléolaire.

Rien aux poumons ni au cœur.

Albumine 0,50 par 24 heures.

Actuellement comme troubles digestifs la malade se plaint de souffrir beaucoup de l'estomac, la nuit ; « il lui semble que quelque chose se noue dans son estomac », dit-elle.

Constipation.

Le 10 août. — 2 cuillères de dyspeptine.

Le 13. — Peu de modification sensible.

Le 15. — Les douleurs gastriques ont diminué ; la nuit dernière elle a pu reposer.

Le 17. — La malade est allée abondamment à la selle.

Le 25. — Amélioration notable. Le lait est facilement absorbé et les selles sont régulières.

Dyspeptine supprimée.

Observation XIV

Mlle X..., 29 ans, domestique.

Cette malade entre dans le service le 24 juin 1905.

Le début de la maladie remonte à un mois à la suite de surmenage physique. Son appétit est devenu capricieux d'abord, puis a diminué jusqu'à aujourd'hui où l'anorexie est absolue. Depuis quelques jours elle ressentait dès qu'elle avait absorbé des aliments une pesanteur intense au creux épigastrique. Cette pesanteur persistait pendant plusieurs heures empêchant la malade de dormir.

Depuis 8 jours, des vomissements se sont manifestés devenant de plus en plus fréquents, et actuellement elle ne peut prendre que du lait. Le lait seul peut être absorbé.

La constipation persiste depuis quelques jours. A côté de ces troubles digestifs, cette malade présente des troubles nerveux. Insomnie, céphalée, agacement.

Lorsqu'on fait l'examen de cette malade, on trouve aux poumons des signes de bacillose au début ; au sommet du poumon droit en avant, submatité. Augmentation des vibrations. Respiration rude. Expiration prolongée.

Rien au cœur.

Comme état général : malade, joues pâles, amaigrie. Pas de fièvre. Pas d'albumine dans les urines.

Pas de maladies antérieures. Parents en bonne santé.

Le 5 août, son état ne s'est pas amélioré malgré ce traitement régulier. On lui prescrit deux cuillerées de dyspeptine par jour, une avant chaque repas.

Le 6 août, la malade nous dit qu'elle n'a pas dormi, et elle a absorbé la veille quelques aliments légers. Malgré cela la pesanteur au creux épigastrique persiste. La constipation est la même.

Le 9 août, la malade se trouve beaucoup mieux, elle a pu dormir la nuit et ce matin elle est allée à la selle. Matières fécales très dures. La douleur au creux épigastrique s'atténue.

Le 14 août, l'amélioration est très notable. Plus de douleurs au creux épigastrique, la malade dort bien, s'alimente régulièrement et va à la selle tous les jours. Suppression de la dyspeptine.

Le 20 août, la malade sort de l'hôpital. Les troubles gastriques ont complètement disparu.

OBSERVATION XV

Mlle G..., 24 ans, domestique.

Entre à l'hôpital le 23 juillet.

Le début de la maladie remonte à 2 mois. La malade, qui exerce la profession de domestique, s'est sentie très affaiblie. Elle n'a pu continuer son travail. Dès le début elle a ressenti de très vives douleurs d'estomac survenant de suite après l'ingestion des aliments. Elle a toujours appétit, mais elle mange très peu pour éviter les souffrances de la digestion.

Elle s'est amaigrie beaucoup, 7 kilos en 2 mois. En somme cette malade ne se plaint que de troubles digestifs. Appétit conservé, mais digestion très pénible. Pesanteur immédiatement après les repas. Pas de renvois aigres. Pas de vomissement. Constipation. Sueurs abondantes.

L'examen physique nous donne les renseignements suivants :

Appareil digestif. Langue saburrale. Estomac dilaté. Palpation du creux épigastrique douloureuse. Abdomen tendu par des gaz et des matières fécales.

Rien au poumon ni au cœur.

Pas de troubles nerveux.

Etat grave. Amaigrissement notable. Pas de fièvre. Pas d'albumine dans les urines.

Antécédents personnels. — Fièvre typhoïde à l'âge de 12 ans.

Réglée à 13 ans. Règles régulières.

Depuis quelque temps elles sont peu abondantes. Pertes blanches fréquentes.

Le 5 août nous prescrivons 2 cuillerées de dyspeptine à chaque repas.

Le 7. — Ce matin la malade est allée abondamment à la selle en diarrhée.

Le 9. — La diarrhée persiste. La pesanteur au creux épigastrique a beaucoup diminué et la malade commence à s'alimenter progressivement.

Le 15.— La diarrhée a cessé depuis 2 jours. La malade commence à engraisser. Plus de pesanteur après les repas. La dyspeptine est supprimée.

Le 19. — La malade sort entièrement rétablie.

OBSERVATION XVI

P. Léon, 29 ans, commissionnaire, entre le 1 août pour douleurs d'estomac. Le début de la maladie remonte à 1 mois. A la suite d'une forte indigestion, il a dû s'aliter tellement il était faible. Il ne pouvait prendre aucun aliment sans souffrir violemment ensuite.

Il a toujours eu bon appétit mais dès qu'il a absorbé des aliments et cela surtout au repas du soir, il éprouve une sensation de remuement de l'estomac immédiatement après. Il ne vomit pas, mais pendant quelques minutes il éprouve des bourdonnements d'oreille et des vertiges. Pendant la nuit il a des cauchemars. Constipation. Renvois aigres 2 ou 3 heures après les repas. Le matin pyrosis et nausées. Cet homme est un éthylique : plus de trois litres de vin tous les jours.

A l'examen :

Langue saburrale. Pas de douleur à la pression du cœur épigastrique. Rien au cœur ni aux poumons. Pas d'amaigrissement. Pas de fièvre. Pas de maladies antérieures.

Le 16 août, 2 cuillerées de dyspeptine, une avant chaque repas. (Le traitement de son éthylisme a été institué dès son entrée.)

Le 19 août, les renvois aigres ont diminué, mais encore le soir la digestion est très pénible.

Le 22 août, la digestion se fait très bien au repas de midi, mais le soir sensation de remuement de l'estomac. Constipation persiste. Selles très peu abondantes.

Le 25 août, l'amélioration s'accentue. La digestion se fait beaucoup mieux le soir.

Le 28, la digestion est parfaite mais les selles sont toujours aussi peu abondantes. Le malade part le lendemain.

OBSERVATION XVII

Cancer gastrique ; cancer secondaire du foie.

(Due à l'obligeance de M. le prof. agrégé Ardin-Delteil).

M. G..., 52 ans. En juillet 1905 présente ce qu'il appelle des indigestions répétées auxquelles il ne prête aucune attention. En août, il voit apparaître un ictère intense, avec décoloration des matières fécales et chlorurie très nette. Pouls lent, arythmique (le malade a eu autrefois des crises rhumatismales répétées et fort tenaces). Le foie est gros, déborde les fausses côtes de deux à trois travers de doigt ; le lobe gauche est plus hypertrophié

que les autres régions du foie. La langue est sale, subur-
rale. Constipation tenace. Appétit conservé.

Diagnostic : Ictère par rétention. L'état du foie fait
soupçonner un néoplasme hépatique secondaire à un
cancer gastrique. L'évolution ultérieure confirme ce
diagnostic. L'ictère va en s'accentuant, le foie grossit
et sa surface se montre bosselée ; il se fait de l'ascite.
La langue devient sèche, fendillée, rôtie ; l'anorexie s'installe, et, avec elle, des vomissements glaireux incessants,
accompagnés d'une perpétuelle sensation de nausées.
Assez souvent, les matières vomies sont striées de sang ;
il se fait quelques évacuations mélœniques. L'épreuve du
salol, positive, montre que la tête du pancréas participe
au processus.

A dater du moment où les troubles digestifs (anorexie,
nausées, vomissements) sont devenus prédominants, M.
G..., prend quotidiennement trois cuillerées à bouche de
dyspepline, tantôt dans un peu de bière, tantôt dans un
peu de limonade gazeuze. Sous l'influence de cette médication prolongée, l'anorexie a paru céder ; les selles se
sont régularisées et sont devenues plus fréquentes. Mais
la pesanteur gastrique, les nausées et les régurgitations
glaireuses ont persisté avec la même intensité.

La mort est survenue vers le milieu de septembre au
cours d'accidents d'ictère grave.

OBSERVATION XVIII

Vomissements incoercibles au cours de la dothiénenterie

Mlle R. C., 37 ans, couturière, est prise en septembre
1905 d'une dothiénenterie qui s'est prolongée pendant
trois mois. Mlle R. C., est une neurasthénique avec

dilatation de l'estomac, météorisme intestinal habituel, et constipation opiniâtre.

La fièvre typhoïde a débuté chez elle au milieu d'accidents gastriques qui en ont imposé d'abord pour une poussée de gastrite aiguë survenant au cours d'une dilatation gastrique. Pendant tout le cours de la maladie, la constipation s'est maintenue avec son opiniâtreté habituelle. Entre la troisième et la cinquième semaine, s'est même développé un syndrome fort net de colite muco-membraneuse. Enfin, au cours du deuxième mois, survinrent pendant quinze jours, des vomissements tenaces, répétés, s'opposant presque à toute alimentation, et amenant un amaigrissement rapide de la malade.

A ce moment, on donne, trois fois par jour, une cuillerée à bouche de dyspepline dans un peu de limonade gazeuse. Les vomissements ne furent pas arrêtés par cette médication. Ils continuèrent aussi fréquents, aussi violents qu'avant l'emploi de la dyspepline, qui se montra dans ce cas aussi peu efficace qu'elle nous a paru être dans les cas de troubles gastriques d'origine nerveuse. La constipation elle même ne céda point à cette médication par le suc gastrique, qui fut cependant prolongée pendant plus d'une semaine.

OBSERVATION XIX

(Athrepsie).

S. N., âgée de 4 mois, nourrie au biberon, présente tous les signes de l'athrepsie. Des troubles digestifs intenses, des vomissements répétés montrant que la digestion du lait ne s'accomplit pas, une diarrhée incessante, tantôt verdâtre, tantôt contenant des caillots de lait non digéré, aident à une dénutrition rapide. La diète hydrique, le citrate de soude, les alcalins, les injections de sérum artificiel se montrent tout à fait impuissants. On donne alors quelques cuillerées à café de dyspeptine, dans un peu d'eau bouillie sucrée, avant chaque prise de lait. Sous l'influence du médicament, les vomissements s'espacent et cessent même pendant un jour ou deux ; la diarrhée verte disparaît, et les selles diarrhéiques semblent devenir moins fréquentes ; mais l'athrepsie est trop profonde, et l'enfant succombe rapidement (septembre 1905).

OBSERVATION XX

(Personnelle)

M. L..., âgée de 30 ans, entre à l'Hôpital Suburbain le 31 octobre 1905, service de M. le professeur Carrieu, pour maux d'estomac et vomissements ; cette femme déclare en outre être enceinte de 7 mois.

Antécédents héréditaires. — Père et mère en bonne santé ; frères et sœurs tous bien portants.

Antécédents personnels. — Rougeole à l'âge de 5 ans. 4 autres grossesses, rien d'anormal pendant les grossesses. Accouchements tous difficiles à cause du bassin généralement rétréci. Des 4 enfants deux sont morts au cours de l'accouchement.

Début de la maladie. — Début il y a quelques mois par pesanteurs d'estomac après chaque repas. Douleurs épigastriques. Vomissements alimentaires fréquents. Diarrhées abondantes et fétides.

Plus tard, survint un amaigrissement rapide et les phénomènes morbides s'accentuant l'obligèrent à entrer à l'hôpital.

Etat actuel (14 novemb. 1905). — La malade présente de par l'interrogatoire et l'examen gynécologique tous les signes d'une grossesse que l'on peut évaluer au septième mois.

Appareil digestif. — Pesanteur gastrique, tiraillements d'estomac, parfois véritables douleurs paroxystiques, vomissements alimentaires survenant assez irrégulièrement. Diarrhée.

Appareils pulmonaire, cardiaque, nerveux, rien d'anormal.

Etat général. — Amaigrissement de 13 kilos en sept mois malgré l'augmentation de volume du ventre tenant au développement du fœtus.

Le 15 novembre on prescrit de la dyspeptine à la dose de 2 cuillerées à café par jour.

On constate une notable amélioration dès le second jour : plus de vomissements ni de diarrhée, le troisième jour disparition des douleurs.

Le 20 novembre on suspend la dyspeptine et on institue le régime lacté, quelques traces d'albumine ayant apparu dans l'urine.

Le 5 décembre toute trace d'albumine a disparu et on alimente la malade. Les douleurs et les vomissements avec diarrhée réapparaissent.

Le 11 décembre, on represcrit la dyspeptine Hepp à la même dose de 2 cuillerées et l'on continue les jours suivants.

Le 13. — Disparition des vomissements. Amélioration de la diarrhée.

Le 15. — Ni diarrhée. Ni douleurs. Ni vomissements.

Actuellement la malade continue à user de la dyspeptine Hepp dont elle obtient toujours les plus grandes satisfactions.

INDICATIONS THÉRAPEUTIQUES
DU SUC GASTRIQUE DE PORC

Avant de traiter des indications thérapeutiques du suc gastrique du porc nous jugeons utile d'en donner l'analyse, d'après le docteur Ludwig Carl Mayer (Therapie der Gegenwart, décembre 1903) :

Densité à 15 degrés	1008
Acidité (évaluée en HCl)	2,25
Extrait sec à 100 degrés	22,60
Cendres	4,07
Chlore combiné aux matières organ.	2,20
Chlore combiné aux bases, (K²O, NaG, CaO, etc.)	1,87
Acide phosphorique	0,28
Acide sulfurique	0,03
Potasse	1,57
Soude	0,93
Magnésie	0,00
Chaux	0,20
Fer (en F'²O³)	0,02

Le suc gastrique du porc n'est pas, comme on l'a cru tout d'abord, une panacée de toutes les affections de l'estomac et de l'intestin. Agissant favorablement dans des cas déterminés, elle accroît souvent les phénomènes douloureux lorsqu'elle ne reste pas indifférente. Ses indications sont donc restreintes. Le diagnostic, par conséquent, mérite une grande précision.

L'action sédative du suc naturel du porc est certaine. Dans des cas nombreux, où l'élément douleur était prédominant, une dose relativement minime de dyspeptine amenait une sédation prochaine, variant de deux à trois jours. Le pyrosis en est particulièrement bien influencé.

Dans l'atonie gastro-intestinale, avec alternatives de diarrhée et de constipation, production de gaz, météorisme, on obtient une amélioration sensible. Dans une de nos observations (XII), on remarque l'arrêt d'une diarrhée profuse à la fin d'une dothiénentérie ; il en est de même dans les diarrhées chroniques, résistant aux médications les plus diverses. Ici, quoique les résultats ne soient pas nombreux, on constate quelques guérisons rapides.

Dans les dyspepsies toxiques, le suc gastrique du porc agit avec succès. Le docteur M. Hepp, cite le cas d'une malade de 30 ans « dont les fonctions gastriques étaient pour ainsi dire abolies par un traitement de plusieurs années par la créosote et le tannin. Le suc gastrique, à la dose d'une cuillerée par repas, fit disparaître en quelques semaines, inappétence, intolérance gastrique, douleurs, ballonnement stomacal. »

Dans les dyspepsies prétuberculeuses, les résultats obtenus par les auteurs sont contradictoires. Hepp a constaté son efficacité, tandis que la majorité des expérimentateurs, la déclarent peu active, ou bien agit très lentement.

Le suc gastrique est favorable aux fonctions gastro-intestinales dans toutes les convalescences de maladies ayant porté sur cet appareil, comme la dothiénentérie, la grippe à forme gastrique.

Les nourrissons au sevrage, retirent du suc gastrique du porc un réel intérêt. « Sous son influence, dit Hepp, l'appétit, la digestion et la nutrition se relèvent avec une rapidité inaccoutumée, là même où les soins les plus précis et le régime le mieux approprié ont échoué. » M. le professeur agrégé Méry, médecin de l'hôpital des Enfants malades, a vanté, dans une clinique récente, les merveilleux effets du suc gastrique naturel au cours des entérites, et publia des courbes de croissance réellement suggestives, que nous regrettons beaucoup de ne pouvoir présenter dans ce travail. Un cas frappant, rapporté par Hepp, mérite d'être rapporté ici :

Une fillette de 18 mois, mademoiselle S..., élevée au sein, puis à l'alimentation mixte est sevrée depuis 13 mois. Depuis ce moment, l'enfant jusques alors très bien portante, présenta une constipation rebelle, puis des troubles nerveux caractérisés par des colères, une insomnie rebelle à de fortes doses de bromure et de l'amaigrissement progressif. Les parents convaincus que le mauvais état de l'enfant tenait à son séjour à Paris, l'expédièrent à la campagne, d'où elle revint deux mois après dans un état si grave qu'il simulait tout à fait de prime abord celui d'une méningite tuberculeuse à la période de début. Amaigrissement très considérable, inappétence absolue, tristesse et absence d'appétit au jeu, délire nocturne avec grincements de dents, constipation opiniâtre, fièvre à grande oscillation.

En dépit de l'absence de symptômes positifs du côté du pouls, de la marche, de la station de la pupille, je demeurai dans le doute quelques jours sur la nature des accidents qu'elle présentait et j'optai en définitive pour des troubles intestinaux que la rétraction du ventre semblait devoir faire éliminer.

Quelques purgatifs et quelques lavages intestinaux ayant ramené des selles d'une horrible fétidité et quelques glaires, je mis l'enfant au régime des bouillons de légumes, des bouillies légères, du calomel et des lavages intestinaux à l'eau oxygénée.

En dépit d'une amélioration considérable des symptômes les plus inquiétants la langue restait sale, l'appétit nul, le poids stationnaire. L'administration de la dyspeptine amena alors en quelques jours une modification radicale et je ne fus pas obligé d'en prolonger l'usage plus d'un mois pour ramener l'enfant dans la bonne voie dont elle n'est plus sortie depuis deux ans ; c'est aujourd'hui une enfant solide qui présente seulement quelques stigmates de rachitisme atténué et guéri.

Les cas d'entérite aiguë ou chronique chez l'enfant, où le suc gastrique a amené une amélioration ou même la guérison, sont très nombreux. Le suc gastrique du porc, dans la chlorose, n'a donné à M. Hepp aucun résultat, du moins lorsqu'il cessait le traitement général habituel.

A côté des indications nombreuses que nous venons de citer, les contre-indications trouvent leur place. D'une façon générale, le suc gastrique du porc, mais principalement celui du chien, aggrave les affections caractérisées par un excès de l'acidité stomacale. Cet extrait sera proscrit dans l'hyperchlorhydrie franche. Il en est de même dans le cancer de l'estomac où le suc gastrique du porc ne peut agir sur les propriétés excito-sécrétoires de cet organe, qui se trouvent abolies par le fait même de l'affection. Nous ne connaissons pas d'observations ayant trait à l'ulcère gastrique, mais il nous semble a priori que l'usage de la dyspeptine doit lui être défavorable.

Enfin, les fausses dyspepsies d'origine utérine, celles des hystériques, des tabétiques, n'en sont point influencées ; il en est de même des entéro-colites invétérées.

La posologie de cet extrait est variable selon l'intensité des phénomènes gastriques anormaux que l'on traite ; elle peut osciller entre une et quatre cuillerées à bouche par jour, administrées avant les repas.

CONCLUSIONS

1° Le suc gastrique naturel de porc constitue la substance de choix à employer dans l'opothérapie gastrique ;

2° Il est particulièrement indiqué dans tous les cas d'insuffisance des sécrétions gastro-intestinales. Il régularise les fonctions digestives, combat avec succès la constipation ;

3° Il est peu actif dans les gastropathies nerveuses (vomissements hystériques), et paraît donner quelque succès dans les dyspepsies des chlorotiques ;

4° Son action est très efficace dans les gastro-entérites des nourissons.

BIBLIOGRAPHIE

Arnozan. — Précis de thérapeutique, t. I.

C. Fleig. — Du mode d'action des excitants chimiques des glandes digestives, 1904. Archives internationales de physiologie.

Gazette des Hôpitaux, 20 juillet et 26 octobre 1905.

A. Falloise. — Le travail des glandes digestives et la formation de la lymphe. Contribution à l'étude de la secrétine. Bull. Acad. roy. Belg., décembre 1902, p. 941.

Asher. — Und Bush. Eigenschaften und Entstehung der Lymphe Zeitschr. F. Biol, 1900. XLIII, 333.

Enriquez et Hallien. — Réflexe acide de Pawloff et secrétine, nouveaux faits expérimentaux, C. R. Soc. Biol., 1903, LV 363-365.

C. Fleig. — Dans les comptes-rendus de l'Académie des sciences, le 16 février 1903, et le 7 mars 1903 dans les comptes rendus de la Société de Biologie.

Damaskin. — Infl. de la graisse sur la secrétion du suc pancréatique (Société des médecins russes de Saint-Pétersbourg, 1896.

Cl. Bernard. — Influence de l'alcool et de l'éther sur les secrétions du tube digestif du pancréas et du foie, Gaz. Méd. 1856, XI, p. 295.

— Leçons de physiologie expérimentale, 1858, 429.

Küthe. — Stud de phys instit. et Amsterdam, 1861.

Butherford. — Transact. of the roy. soc. of Edimburgh, 1880, 191.

Bruno. — Arch. des sc. biol. Saint-Pétersbourg, 1898, VII, 87. Th. mang. Saint-Pétersbourg, 1898.

In Pawloff. — Le travail des glandes digestives trad., Paris, 1901.

H. Hamburger et Hekma. — Sur le suc intestinal de l'homme, journ. de physiol. et de pathol. gén., 1902, IV, 805-819.

Nicolas (Pierre). — Thèse de Paris, l'emploi de suc gastrique de porc dans le traitement des dyspepsies des nourrissons.

Société de Biologie, 28 février 1903. — Présentation du suc gastrique naturel de porc extrait de l'estomac, exclu par le Dr Maurice Hepp, ancien interne des hôpitaux de Paris.

Congrès international de Médecine de Madrid. Section de thérapeutique (avril 1903). — Opothérapie gastrique par le suc gastrique naturel de porc (Dr M. Hepp).

Gazette des Hôpitaux, nos du 28 mai et 18 juin 1903. — Opothérapie gastrique par le suc gastrique naturel de porc (Dr M. Hepp). Article reproduit dans le Bulletin de Thérapeutique, le Bulletin Médical.

Thérapie der Gegenwart, no du 1er décembre 1903. — Section interne de l'Hôpital municipal de Francfort-sur-Mein (directeur, professeur Von Noorden). — Sur les applications thérapeutiques du suc gastrique naturel (Dyspeptine) chez les malades de l'estomac (Dr Ludwig Carl Mayer), assistant du professeur Von Noorden, article reproduit dans la Gazette des Hôpitaux, no du 7 janvier 1904; Bulletin de Thérapeutique, nos du 30 décembre 1903 et 8 janvier 1904; Bulletin Médical, no du 30 décembre 1903; Progrès Médical, no du 16 janvier 1904; Scalpel de Liège, Owosi Heti Szemb Budapest, 20 décembre 1903; Wiener Medizinische Presse, 3 janvier 1904.

Journal des Praticiens, no du 20 décembre 1903. — Le diagnostic des cachexies infantiles, Dr Méry, professeur agrégé de la Faculté de Médecine de Paris, médecin de l'hôpital des Enfants malades.

Société de Biologie, 30 janvier 1904. — Note sur l'action excitosécrétoire du suc gastrique physiologique de porc sur la muqueuse gastrique malade (Dr M. Hepp).

Journal des Praticiens, no du 14 janvier 1905. — Thérapeutique infantile. Le traitement des formes aiguës de la gastroentérite, par E. Terrien, chef de clinique à l'hôpital des Enfants malades.

Gazette des Hôpitaux, no du 2 mars 1905. — Mode d'action thérapeutique du suc gastrique, par le Dr M. Hepp, ancien interne des Hôpitaux de Paris.

Article reproduit dans la *Münchener Medizinische Wochenschrift*, 25 avril 1905.

Bulletin Médical, n° du 10 mai 1905. — Questions de thérapeutique : Action thérapeutique du suc gastrique de porc sur les dyspepsies à manifestations intestinales, par le Dr M. Hopp, ancien interne des Hôpitaux de Paris.

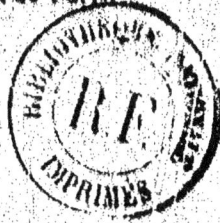

———

2

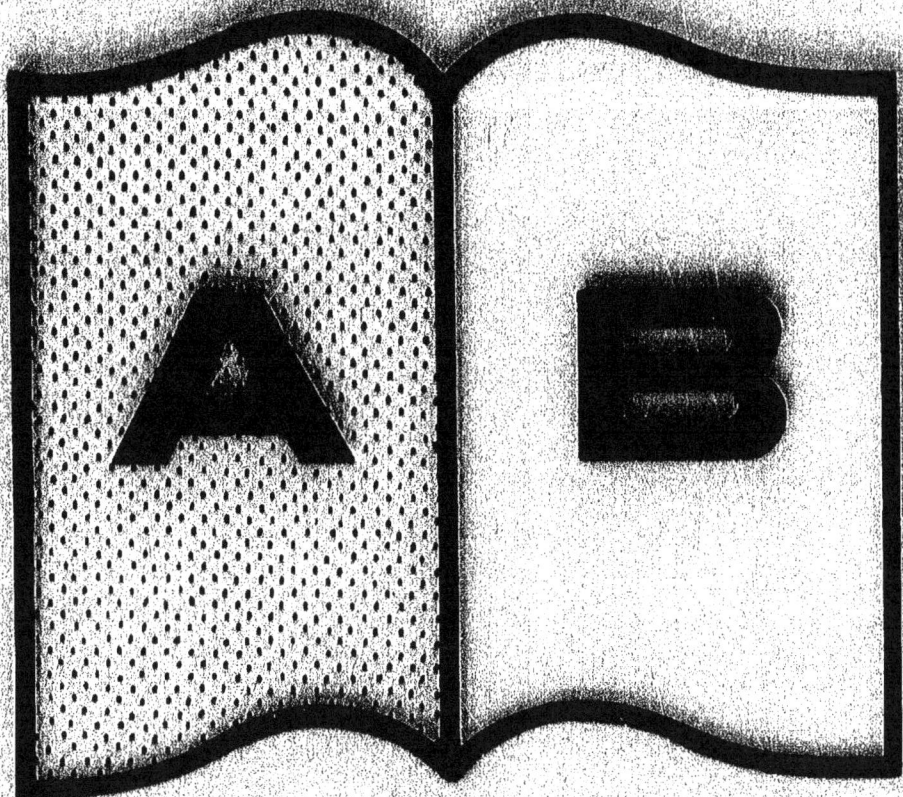

Contraste insuffisant

NF Z 43-120-14

www.ingramcontent.com/pod-product-compliance
Lightning Source LLC
Chambersburg PA
CBHW050533210326
41520CB00012B/2553